DEUX ANNÉES

DE

PRATIQUE CHIRURGICALE

PAR

Le Docteur P. PICQUET

Chirurgien à Sens (Yonne)

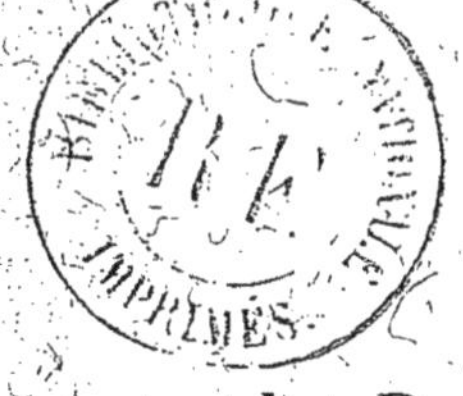

PARIS

G. STEINHEIL, ÉDITEUR

2, RUE CASIMIR-DELAVIGNE, 2

1908

DEUX ANNÉES

DE

PRATIQUE CHIRURGICALE

DU MÊME AUTEUR

—————

— Collection pelvienne suppurée ouverte spontanément dans la vessie. In Th. Gras, Paris. 1905.
— Dilatation sacciforme de la veine saphène interne (En collaboration avec Claeys), *Soc. Anat.*, 24 novembre 1905.
— Perforation de l'utérus par un cancer du col (En collaboration avec Claeys), *Soc. Anat.*, 22 décembre 1905.
— Rupture traumatique de l'artère poplitée (En collaboration avec Claeys), *Soc. Anat.*, 29 décembre 1905.
— Pièces d'autopsie d'une femme morte au début de la chloroformisation (En collaboration avec Claeys), *Soc. Anat.*, 5 janvier 1906.
— Rupture d'un kyste hydatique du foie dans la cavité péritonéale. — Cholépéritoine. — Echinococcose secondaire (En collaboration avec Claeys), *Soc. Anat.*, avril 1906.
— Les ruptures artérielles traumatiques. Th. Paris, G. Steinheil, 106 .
— Thoracotomie pour hémorragie grave consécutive à une plaie du poumon par coup de couteau. In Th. De Martel, Paris, 1907.

—————

DEUX ANNÉES

DE

PRATIQUE CHIRURGICALE

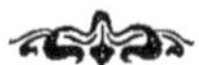

PAR

Le Docteur P. PICQUET

Chirurgien à Sens (Yonne)

PARIS

G. STEINHEIL, ÉDITEUR

2, RUE CASIMIR-DELAVIGNE, 2

1908

INTRODUCTION

La statistique que je publie ici est destinée simplement à prouver qu'il est possible de faire de la chirurgie avec des ressources très limitées et dans des conditions qui, au premier abord, ne sembleraient pas se prêter suffisamment à des tentatives opératoires d'une certaine importance.

Il n'est plus à démontrer que la chirurgie d'urgence peut et doit se faire partout, car, en fait, il n'est pas de praticien de petite ville ou de campagne qui ne soit appelé de temps à autre à drainer un phlegmon, à débrider une hernie étranglée, à exécuter une amputation, ou à pratiquer un anus artificiel. Beaucoup de malades doivent la vie à des interventions de ce genre faites avec décision par des médecins ayant plus de volonté et d'initiative que de véritable savoir pratique. Les résultats inespérés que peut donner cette chirurgie autorisent en somme toutes les audaces.

Je crois qu'on peut tenter plus encore. Nous ne sommes plus au temps où les opérations dites « de grande chirurgie » étaient réservées à une élite peu nombreuse de maîtres éminents qui pratiquaient dans les grands centres, s'entouraient d'élèves instruits et disposaient d'un personnel bien dressé, de salles d'opération perfectionnées et d'un outillage luxueux. Depuis une quinzaine d'années cet état de choses a changé pour le plus grand bien des malades, grâce à la décentralisation chirurgicale. Toutes les villes de moyenne importance et même beaucoup de petites villes possèdent maintenant un praticien capable d'entreprendre de grosses opérations et de les réussir

Il faut bien dire d'ailleurs que ces nouveaux centres chirurgicaux reproduisent assez fidèlement, quoique en proportions plus modestes, les installations qu'on trouve dans les grandes villes de Faculté. Le premier soin du chirurgien qui s'établit en province consiste, en effet, à organiser « son service » ; il s'ingénie à rajeunir la salle d'opération qu'on a mise à sa disposition dans le vieil hôpital, il fait agrandir les fenêtres, ouvrir de larges baies dans les plafonds, arrondir les angles à la rencontre des murs ; il renouvelle les procédés de stérilisation et remplace les antiques bouilleurs par des étuves de Poupinel et des autoclaves de Chamberland ; enfin il initie de son mieux les infirmiers qui le servent aux pratiques de l'asepsie. Souvent même il se fait bâtir une clinique privée, où il réalise plus facilement l'installation moderne qu'il désire, n'ayant point à se heurter au mauvais vouloir ou à l'ignorance des commissions administratives.

Les circonstances ne m'ont pas permis de faire de la chirurgie dans des conditions aussi favorables. On ne m'a pas chargé du service de l'hôpital de Sens et la maison de santé que je compte établir n'est encore qu'à l'état de projet.

D'ailleurs, beaucoup de mes confrères à mon arrivée m'ont engagé à opérer nos malades *chez eux*, me promettant des succès que leur expérience de la chirurgie de campagne leur permettait d'escompter. J'ai d'abord suivi timidement leurs conseils, car il me semblait que la chirurgie hospitalière était seule capable d'offrir de suffisantes garanties. Peu à peu je me suis enhardi en présence des bons résultats que nous obtenions, mes confrères et moi, et j'en suis venu à pratiquer partout, sans faire aucun choix, toutes les opérations qui me sont offertes. Je suis convaincu maintenant qu'il est possible de réaliser dans la plupart des milieux la propreté chirurgicale qui seule permet d'intervenir sans témérité. La statistique présente me semble prouver suffisamment que cette affirmation n'est pas exagérée. Avant d'entrer dans les détails, je voudrais montrer en quelques pages comment nous sommes parvenus, mes confrères et moi, à faire face à toutes les difficult qui s'offraient à nous dans la pratique.

PRATIQUE CHIRURGICALE

Je décrirai successivement le MILIEU dans lequel j'opère, le MATÉRIEL que j'utilise, les AIDES dont je me sers, et enfin la manière dont j'assure les SOINS POST-OPÉRATOIRES.

I

La question du MILIEU est loin d'avoir l'importance qu'on y attache ordinairement. Il n'est pas de médecin dans notre région qui ne m'ait aidé, dans des salles de ferme ou dans des logements d'ouvriers,à pratiquer des laparotomies pour fibromes utérins, salpingites ou appendicites. Un certain jour nous avons drainé des voies biliaires dans la cuisine d'une gendarmerie. Nous avons opéré une autre fois un kyste hydatique du foie dans une chambre meublée de pension de famille. Dans l'immense majorité des cas, les suites opératoires ont été très simples, démontrant que si la propreté des mains, des instruments et des pièces de pansement doit être absolument parfaite, l'aménagement *spécial* du milieu est loin d'être indispensable.

Bien entendu, quand j'ai le choix, je prends la chambre la plus vaste, la mieux éclairée, la moins encombrée de meubles et de tentures que je puisse trouver. Si l'intervention a été décidée plusieurs jours à l'avance, je procède à un véritable déménagement ; je fais laver à grande eau le plancher et les vitres ; je fais tendre des draps au plafond et j'en fais disposer d'autres qui descendent verticalement jusqu'à terre, de manière à isoler une petite pièce aux murs blancs, sentant bon la lessive, dans laquelle il fait très clair et très propre.

Certains de nos confrères réussissent à merveille ce genre d'installation.

S'il s'agit au contraire d'une opération d'urgence, on se garde soigneusement de tout préparatif de ce genre ; on se fait une place devant une fenêtre, en reculant simplement quelques meubles — le moins possible — et en évitant surtout de remuer les tapis et d'enlever les rideaux, dans la crainte de soulever des nuages de poussière.

L'hiver, la question du chauffage est facilement résolue avec les grandes cheminées dont nous disposons ordinairement. La belle flamme claire d'un feu de bourrées, entretenu aussi longtemps qu'il est nécessaire, donne très vite une température plus que suffisante.

La nuit on réunit toutes les lampes de la maison, toutes celles des voisins ; on les dispose de tous les côtés et l'illumination qu'on obtient ainsi, éclaire toujours très convenablement le champ opératoire.

D'ailleurs si les lampes faisaient défaut, il serait facile de les remplacer par un bec à acétylène portatif, qu'on monterait rapidement sur le générateur destiné aux phares de l'automobile.

Par surcroît de précaution, j'emporte toujours avec moi un photophore électrique, qui s'alimente aux accumulateurs de la voiture. Il se fixe sur le front, suit tous les mouvements de la tête et projette dans la direction du regard, au fond des cavités les plus anfractueuses, un faisceau lumineux d'un pouvoir éclairant très suffisant.

II

La question du MATÉRIEL mérite d'être traitée d'une manière un peu plus luxueuse. Il n'est pas nécessaire que l'*instrumentation* soit d'une extrême variété ; il faut même en éliminer le plus possible tous les instruments spéciaux, d'un usage restreint, qui sont en général plus gênants qu'utiles. Nos confrères s'étonnent parfois de la simplicité de mon outillage, et pourtant dans la pratique je n'ai pas souvenir d'avoir été pris au dépourvu. On peut faire une quantité de choses avec un bistouri, une paire de ciseaux, une pince à disséquer, une bonne aiguille et un nombre respectable de pinces hémostatiques, on n'en a jamais trop.

Les appareils automatiques qui ne tiennent pas une place importante dans l'arsenal des grands services de chirurgie, sont au contraire à peu près indispensables au praticien de campagne qui trouve en eux les aides qu'il n'a pas.

Ces instruments doivent être l'objet de soins minutieux ; il faut les conserver dans un état de propreté parfaite, pour qu'ils soient toujours prêts à servir immédiatement.

Je crois qu'il est indispensable de posséder chez soi un petit *laboratoire de stérilisation*, comprenant essentiellement une étuve à chaleur sèche, un autoclave et des bouilleurs. Grâce à ces appareils il est possible, en effet, d'emporter chez le malade des instruments prêts à fonctionner séance tenante et des pièces de pansement d'une propreté irréprochable, sans qu'il soit nécessaire de perdre à domicile un temps précieux à faire bouillir plus ou moins bien tout le matériel qui doit servir à l'opération.

Je suis convaincu également qu'on ne peut pas se passer d'une *table spéciale*, facile à transporter et capable de prendre instantanément toutes les positions qu'utilise la chirurgie moderne dans les interventions sur l'utérus, le foie, les reins, le périnée, etc. ; seule cette table est indispensable, car on trouvera facilement chez l'opéré les petits meubles légers qui sont destinés à recevoir les plateaux d'instruments, les boîtes de compresses, les cuvettes ; deux ou trois serviettes suffiront à les recouvrir et à leur donner toute la propreté désirable.

Il est bon de se munir de *cuvettes*, car celles qu'on peut nous offrir, outre qu'elles ont servi à une foule d'usages, ne se prêtent pas sans danger à un flambage de quelque durée. J'utilise des récipients de tôle émaillée, munis d'une queue pour éviter que nos infirmiers d'occasion n'y mettent trop facilement les pouces.

Les *plateaux* sont représentés simplement par les boîtes de cuivre dans lesquelles les instruments ont été stérilisés. Chacune d'elles fournit deux plateaux en utilisant comme tel son couvercle retourné. Quant aux *boîtes à compresses*, elles sont suffisamment grandes pour qu'on y entasse une foule de choses ; dans le fond les crins; les drains, les bobines de soie et de fils de lin ; au-dessus les carrés de gaze et les champs opératoires ; à la surface les bavettes, les brosses et les cure-ongles ; le tout se trouve stérilisé du même coup par la vapeur sous pression.

Les *flacons de catgut* sont placés à part avec les produits destinés à la désinfection et qui se réduisent à : alcool, éther, teinture d'iode et eau oxygénée concentrée à 100 volumes.

Enfin, je transporte toujours avec moi un bidon d'une contenance de douze litres, qui renferme de *l'eau stérilisée à l'autoclave à 134°* ; je suis sûr ainsi de pouvoir nettoyer nos mains, le champ opératoire et au besoin la plaie elle-même en toute sécurité.

Ce matériel est en réalité fort peu encombrant et son transport est très facile. La table se place commodément dans un panier sur le coffre de la voiture ; les boîtes et les cuvettes se logent sans peine à l'intérieur de ce coffre.

III

La plupart des interventions chirurgicales peuvent être exécutées en supprimant l'AIDE qui prend part à l'acte opératoire proprement dit ; et de fait, neuf fois sur dix, j'opère avec un seul confrère chargé de l'anesthésie. Je ne prétends pas que cette façon de procéder soit exempte de tout inconvénient : les interventions deviennent ainsi plus laborieuses, elles durent plus longtemps et surtout le chirurgien n'a ni la liberté d'esprit, ni le reconfort que donne la présence d'un aide expérimenté, capable au besoin de prendre sa place, ou tout au moins de le secourir efficacement en face de quelque difficulté imprévue. L'opération de grande chirurgie pratiquée sans aide suppose donc chez celui qui l'entreprend une éducation spéciale à la fois morale et physique. La première est peut-être la plus difficile à acquérir, car la seconde aboutit rapidement à la création de techniques nouvelles qui permettent dans la plupart des cas de se passer de toute assistance. Nous avons exécuté ainsi sans trop de peine des amputations de bras, de jambe ou de cuisse avec un aide d'occasion à qui nous demandions simplement de soutenir le membre sans faiblir. Nous avons fait également des laparotomies qui ne nous ont pas semblé trop malaisées, grâce aux écarteurs automatiques qui maintenaient le ventre largement béant et aux grandes compresses de toile qui refoulaient énergiquement les anses intestinales.

Cette façon de procéder a au moins un avantage indiscutable. En écartant du champ opératoire une paire de mains, elle diminue de moitié les causes de contamination de la plaie toujours à craindre, quelques soins qu'on ait pris pour la désinfection. C'est là sans doute une des raisons qui expliquent la rareté des accidents septiques remarqués par nos confrères dans les suites opératoires.

Un *infirmier* est nécessaire, mais son instruction professionnelle peut ne pas être très étendue, car son rôle se borne à flamber correctement les cuvettes, à casser les ampoules de catgut sans faire de faute d'asepsie, à manœuvrer la table et à transporter le malade dans son lit.

IV

Il semblerait que la difficulté d'assurer les SOINS POST-OPÉRATOIRES fût le gros écueil de la chirurgie de province. Nos confrères qui sont chargés de la surveillance des opérés, seraient mieux placés que moi pour juger la question ; néanmoins les bons résultats qu'ils obtiennent me permettent de croire que la tâche à accomplir n'est pas au-dessus des moyens dont ils disposent. Je m'efforce d'ailleurs de leur simplifier la besogne le plus possible. C'est ainsi que j'ai pris l'habitude de ne jamais établir de drainage après les opérations aseptiques.

Au début de ma pratique je n'osais pas refermer entière·ment le ventre après l'ablation d'un fibrome ou la résection d'un appendice et je laissais toujours dans l'angle inférieur de la plaie un drain et souvent des mèches de gaze.

Mes confrères m'ont fait comprendre que cette manière de procéder entraînait pour nos opérés plus de risques que la fermeture exacte de la plaie. Ils m'ont prouvé, en effet, qu'il ne leur était pas toujours possible de faire les pansements

dans les conditions de propreté absolue où je m'étais placé
pour intervenir ; leurs mains ne peuvent pas éviter complètement les contacts septiques que leur impose la pratique courante ; les pièces de pansement dont ils se servent n'ont pas
la prétention d'être rigoureusement stérilisées.

Un accident regrettable est venu me prouver la valeur de
leurs remarques. Une malade, opérée très simplement de
fibrome, fut dans un état rassurant pendant toute la première
semaine. Brusquement des symptômes alarmants firent leur
apparition vers le septième jour et la malade succomba très
vite avant même qu'on ait pu me rappeler auprès d'elle. Je suis
convaincu que la cause de l'infection secondaire qui emporta
l'opérée doit être recherchée dans les pansements compliqués
que nécessita la présence d'un drainage à la Mikulicz.

Actuellement que je ne draine plus, je n'observe pas d'accident de ce genre et je donne satisfaction à la fois aux médecins traitants qui n'ont plus à faire des pansements labo-
rieux et fréquents et aux malades qui n'endurent pas les
souffrances très vives produites par l'arrachement des mèches et leur remplacement.

Les soins post-opératoires sont en réalité beaucoup plus
compliqués quand les interventions ont porté sur des foyers
septiques. Il est certain que le simple drainage d'un phlegmon
ou le curettage d'un abcès froid imposent aux malades un
grand nombre de pansements pénibles et obligent leurs médecins à des déplacements fréquents et à des visites prolongées.
Nous sommes donc conduits à faire cette constatation para-
doxale que la chirurgie courante, celle que tout praticien croit
pouvoir entreprendre, ouverture d'abcès, opération de l'em-
pyème, cautérisation des fistules anales, grattage d'os, amputation atypique après traumatisme, soulève plus de difficultés pour l'avenir et réserve plus d'ennuis que la grande

chirurgie aseptique qui ouvre un ventre et le referme exactement.

Il ne faut rien exagérer d'ailleurs, car les suppurations que nous observons chez nos campagnards se tarissent d'ordinaire beaucoup plus vite et mieux que chez les malades des grandes villes.

Reste la question de la *surveillance des opérés* dans l'intervalle des visites du médecin. Il semblerait qu'elle fût elle aussi très embarrassante et pourtant nous avons presque toujours réussi à la résoudre de la manière la plus simple. Les soins qui incombent à l'entourage se bornent à très peu de choses, tourner la tête du malade quand il vomit, ne rien lui donner à boire avant telle heure, lui faire prendre ensuite à des intervalles réguliers telle quantité de telle boisson, lui passer le bassin plat. Nous trouvons toujours parmi les parents une personne assez intelligente pour appliquer à la lettre ces prescriptions peu compliquées, que nous laissons au besoin par écrit.

Sans doute ces gardes d'occasion ne seraient pas capables de soigner une syncope chloroformique tardive ou de diagnostiquer une hémorragie post-opératoire, mais je crois qu'on peut éviter ces accidents. Il suffit d'abord de rester près du malade jusqu'à ce que son réveil s'affirme bien nettement et de ne pas le quitter avant qu'il ne présente un pouls tout à fait rassurant. Il convient d'autre part de faire une hémostase très soigneuse avant de refermer la plaie opératoire. Non seulement on poussera les précautions à l'excès en traitant tous les suintements sanguins, même les plus insignifiants, et en mettant un fil sur tous les vaisseaux, même les plus petits ; mais il sera prudent parfois de placer deux ligatures sur le même pédicule, quand l'expérience nous apprend qu'il a tendance à échapper à l'étreinte du catgut. C'est ainsi que dans toute hystérectomie nous lions toujours deux fois le pédicule utéro-ovarien, qui est d'ordinaire le coupable quand on observe une hémorragie dans les heures qui suivent immédiatement l'opération. Grâce à ces précautions qu'il faut savoir prendre, même au risque d'une petite perte de temps, jamais un de nos opérés n'a saigné après l'intervention.

STATISTIQUE

Appareil visuel.

Voies lacrymales (cathétérismes, dilatations, incisions
des canalicules) 10
Blépharoplasties. 3
Chalazions 10

Oreille.

Trépanations des cavités de l'oreille moyenne. 3

Fosses nasales. Naso-pharynx.

Ablations de polypes muqueux 4
Ablations de végétations adénoïdes. 30

Crâne.

Craniectomie 1
Carie du rocher (méningo-encéphalite) (incision, évidement, drainage) 1

Rachis.

Corsets plâtrés dans la *tuberculose des corps vertébraux.* 2

Bouche. Glandes salivaires. Pharynx. Œsophage

Bec-de-lièvre 1
Perforation de la voûte palatine. 1
Cheiloplasties 3

Intestin.

Jéjunostomie	1
Résections de l'appendice	20
Ouvertures des *abcès péri-appendiculaires*	6
Occlusion intestinale :	
A. Anus artificiels.	6
B. Laparotomies	3
Cures radicales des hernies.	
A. Inguinales	25
B. Crurales	6
C. Ombilicales	3
Cures radicales des hernies étranglées.	
A. Inguinales	17
B. Crurales	7
C. Ombilicales	3

Rectum. Anus.

Hémorroïdes	4
Polypes du rectum	2
Abcès péri-ano-rectaux	5
Fistules anales	5
Imperforation ano-rectale	1

Foie. Voies biliaires.

Kyste hydatique du foie	1
Cholécystostomie	1

Rein.

Néphrotomie	1
Phlegmons périnéphrétiques	3

Vessie. Urètre.

Organes génitaux de l'homme.

Organes génitaux de la femme.

Curettages de l'utérus pour rétention placentaire . . .   20

Curettages et drainages de l'utérus pour infection puerpé-
   rale   4

Applications de forceps   10

Césarienne   1

Membres.

Greffes   2

Ongles incarnés   3

Drainages de phlegmons   30

Restaurations des tendons après section ou rupture . .   5

Kystes synoviaux   10

Hygromas.   5

Ligatures des vaisseaux   3

Varices.   2

Tumeurs des nerfs   2

Ostéomyélites aiguës   10

Ostéomyélites chroniques . . . . ,   3

Tuberculose osseuse (évidements)   5

Fractures simples (Appareils plâtrés).   22

Fractures compliquées :
(Ouverture du foyer. Suture. Drainage).   3

Luxations :
     A. Hanche   1
     B. Epaule.   3

Arthrites tuberculeuses :
(Appareils plâtrés. Ponctions. Injections modificatrices)   12

Résections :
     A. Hanche   1
     B. Genou   1
     C. Calcaneum   1
     D. Coude   1

Amputations :
    A. Bras 3
    B. Avant-bras 2
    C. Doigt 9
    D. Cuisse 1
    E. Jambe 2
    F. Orteil 2

Coups de feu :
    A. Coude (Grains de plomb) 1
    B. Main (Balle de revolver) 1
    C. Paupière (Balle de carabine) 1

    Total 550

En deux ans nous avons donc pratiqué **550** interventions ; 165 relèvent de la petite chirurgie, nous les laisserons de côté. Parmi les 385 autres **165** ont été pratiquées d'urgence, avec une mortalité de **14, 54 p. 100**. Ce chiffre pourra paraître trop élevé ; il le serait, en effet, si nous n'étions pas intervenus un certain nombre de fois chez des malades mourants atteints d'appendicite, d'occlusion intestinale, de hernie étranglée et pour qui l'opération demeurait la suprême ressource. Quelques succès obtenus dans des cas qui paraissaient absolument désespérés, nous ont encouragés à ne jamais reculer devant ces interventions *in extremis*.

Au contraire, parmi les **220** opérations qui n'ont pas été pratiquées d'urgence, nous ne comptons que 2 morts, ce qui donne la mortalité très faible de **0, 90 p. 100**.

OBSERVATIONS

MASTOIDITES

Nous sommes intervenus trois fois pour des mastoïdites ; nos opérés étaient âgés de six mois, quatre ans et dix ans.

Il est classique d'admettre que la mastoïdite est très rare chez le nourrisson ; Salamo a démontré dans une thèse récente qu'elle est plus fréquente qu'on ne le dit (1).

Dans le cas que nous avons observé, l'otite moyenne semble avoir été favorisée par une gastro-entérite chronique, compliquée d'accidents inflammatoires du côté de la bouche et du pharynx.

La mastoïdite n'avait pas été précédée d'otorrhée et l'explication de cette particularité nous a été donnée par l'opération. En effet, l'incision de la collection suppurée qui s'était formée derrière l'oreille, nous fit constater que l'antre était largement ouvert par suite d'une véritable trépanation spontanée. Il est probable que le pus sous pression dans la caisse avait trouvé moins de résistance du côté de la zone criblée rétro-méatique qu'au niveau de la membrane du tympan. Ces cas de trépanation spontanée ne sont pas très rares chez le jeune enfant (2).

Quelques coups de curette suffirent à agrandir l'orifice et à éliminer les séquestres. Les suites opératoires furent simples. Malheureusement au bout de quelques semaines, l'enfant,

(1) Salamo, *Les mastoïdites des nourrissons*. Thèse de Paris, 1906.
(2) Panier, Mastoïdite aiguë avec trépanation spontanée. *Société anatomo-clinique de Lille*, 15 mars 1905.

guéri de son otite, succomba à une nouvelle crise de gastro-entérite.

Dans les deux autres cas la mastoïdite avait été précédée d'une otorrhée abondante qu'on s'était bien gardé de soigner. Les parents avaient constaté, en effet, que les douleurs et le gonflement rétro-auriculaire faisaient leur apparition dès que le pus cessait de couler ; ils en avaient conclu que cet écoulement était une sauvegarde et ils s'étaient refusé à tout traitement. Cette erreur faillit coûter la vie à une fillette de dix ans. Les accidents prirent chez elle une marche rapide et très sérieuse. Le gonflement dépassa bientôt les limites de la région mastoïdienne et se propagea à toute la fosse temporale, provoquant à distance de la bouffissure de tout un côté de la face. L'intensité des douleurs, l'atteinte grave de l'état général donnaient le tableau de l'ostéomyélite des os du crâne. Avec l'aide de M. Boé remplaçant le D' Salvy de Sergines nous fîmes l'évidement pétro-mastoïdien, puis nous établîmes un vaste drainage de toute la région temporale après avoir incisé et décollé largement le périoste enflammé. La situation resta très grave pendant quarante-huit heures, puis la température tomba et l'enfant s'achemina peu à peu vers la guérison.

DEUX EXTIRPATIONS DE TUMEURS MALIGNES DES MAXILLAIRES

Nous avons eu l'occasion de pratiquer deux interventions pour tumeurs malignes des maxillaires.

Dans l'un des cas il s'agissait d'une fillette de dix ans chez laquelle les parents avaient constaté par hasard, quelques semaines auparavant, l'existence d'une grosseur du volume d'une cerise, roulant sous la peau de la joue dans la région de la pommette. Les caractères devaient être ceux d'une tumeur très bénigne, car un chirurgien en avait proposé l'ablation avec simple anesthésie locale. L'opération fut remise à plus tard, mais la grosseur prit un développement rapide et l'enfant me fut amenée. Elle portait alors au niveau de la joue droite une masse arrondie du volume d'un petit œuf de poule. Les téguments tendus, violacés étaient sillonnés de varicosités. La tumeur, d'une consistance rénitente, n'avait plus sur les plans profonds qu'une mobilité relative, comme si elle était rattachée lâchement au maxillaire par un pédicule. On trouvait quelques ganglions dans les régions sous-maxillaire et carotidienne. Mon confrère Dodet, de Sens, et moi nous portâmes le diagnostic de tumeur maligne d'origine périostique. L'opération fut décidée et nous enlevâmes largement la tumeur et ses ganglions qui étaient de même nature et présentaient un aspect encéphaloïde. Une seconde, puis une troisième intervention furent nécessaires à quelques semaines d'intervalle par suite de la récidive extrêmement rapide du néoplasme. Nous avons perdu l'enfant de vue, mais il n'est pas douteux que la tumeur n'ait continué à progresser, ravageant profondément la face et le cou, pour entraîner fatalement la mort à brève échéance. Le pronostic de ces tumeurs qui se développent aux dépens des cellules jeunes du périoste est, en effet, d'une extrême gravité.

Nous avons observé la seconde tumeur, six mois environ après son début, chez une jeune femme de 25 ans. Elle avait évolué jusqu'alors comme une épulis banale, sur le rebord alvéolaire inférieur, du côté gauche ; mais depuis quelques semaines la tumeur s'était mise à grossir, refoulant les dents hors de leurs alvéoles et s'enfonçant comme un coin dans l'intérieur de la mâchoire qu'elle commençait à distendre. Enfin, bien que la muqueuse de la gencive fût saine, quel-

ques ganglions avaient fait leur apparition dans la région
sous-maxillaire. L'opération fut pratiquée avec l'aide des
Drs Cadilhac de Saint-Valérien et Bonnemaison d'Egreville.
Elle date de plus d'un an et il n'y a pas trace de récidive.
L'état de santé de la jeune femme est parfait.

Dans les deux cas l'opération a été conduite de la même
manière. Nous avons commencé d'abord par extirper les ganglions et nous avons profité de cette dissection de la région
carotidienne pour faire la ligature de la carotide externe.
Cette ligature primitive diminue considérablement la perte
de sang au cours de l'opération. Une incision a ensuite été
pratiquée, aussi grande qu'il était nécessaire, pour donner
beaucoup de jour et la tumeur a été enlevée par morcellement
à la pince-gouge. Ce procédé qui n'a rien de classique, a été
décrit par Jean-Louis Faure (1). Il est très recommandable,
car il permet de faire une opération exactement proportionnée
à l'étendue des lésions ; il est en outre d'une exécution très
facile et très rapide.

PLAIE PÉNÉTRANTE DE POITRINE

Le 18 mai 1908 je suis appelé d'urgence par le Dr Mathieu,
de Villeneuve-l'Archevêque, auprès d'un homme d'une cin-
quantaine d'années qui a reçu pendant la nuit un coup de couteau entre les deux épaules.

La face est pâle, les lèvres décolorées ; le blessé, en position
demi-assise, respire avec beaucoup de difficulté ; le pouls est
faible et rapide ; on n'a pas constaté d'hémoptysie.

(1) J.-L. Faure, Technique de l'extirpation des tumeurs malignes du
maxillaire supérieur. *Presse médicale*, 1905, n° 93, p. 745.

La plaie, large d'environ deux centimètres, siège en arrière du thorax, du côté gauche, à trois travers de doigt de la ligne médiane, au niveau du quatrième espace intercostal.

La moitié gauche du thorax est mate et silencieuse jusqu'au niveau de l'épine de l'omoplate.

Le pansement qui recouvre la plaie est fortement taché de sang.

Nous sommes en présence d'une plaie pénétrante de poitrine avec hémorragie intra-pleurale très abondante et il nous paraît certain que le blessé va succomber rapidement aux accidents d'anémie aiguë et d'asphyxie qui sont déjà très menaçants. Une intervention est décidée et elle est pratiquée séance tenante avec l'aide des Drs Mathieu et Ducoudray.

La côte supérieure de l'espace intercostal intéressé est réséquée sur une étendue de cinq centimètres.

Pendant que nous décollons le périoste, nous constatons que le bord inférieur de la côte présente une forte encoche et nous en concluons que la lame du couteau a très probablement blessé les vaisseaux intercostaux ; nous les découvrons rapidement ; ils présentent, en effet, une section très nette et saignent abondamment ; une double ligature arrête aussitôt l'hémorragie. La plèvre contient une quantité considérable de sang liquide et des caillots énormes. Après nous en être débarrassés, nous faisons bâiller la plaie le plus largement possible avec des écarteurs et nous apercevons distinctement la surface pulmonaire qui se déplace sous nos yeux sans trop de violence ; la respiration semble, en effet, plus calme depuis qu'un pneumothorax remplace l'épanchement sanguin. Le poumon est immobilisé avec deux pinces et nous l'examinons très soigneusement dans toute l'étendue qui peut être amenée au fond de la plaie par tractions successives. Rien ne saigne à ce niveau ; nous croyons pouvoir en conclure que la lésion pulmonaire est superficielle et que l'hémorragie principale a été provoquée par la blessure des vaisseaux intercostaux.

Nous réséquons alors la huitième côte et nous plaçons deux gros drains à la partie déclive de la cavité pleurale. Du sang s'écoule encore en abondance, de telle sorte que nous pouvons estimer sa quantité totale à deux litres environ.

La guérison fut obtenue après plusieurs semaines de soins sous la surveillance attentive du Dr Mathieu.

Plusieurs points de cette observation nous paraissent présenter un certain intérêt.

1° *A quels signes avons-nous reconnu une indication opératoire ?* — En général l'expectation pure et simple, c'est-à-dire l'occlusion aseptique de la plaie, l'immobilisation du blessé, la médication cardio-tonique, constitue le traitement de choix dans presque tous les cas de plaies de poitrine (1). L'intervention immédiate ne devient nécessaire que dans certaines conditions exceptionnelles. Lorsque l'hémorragie est d'emblée très abondante et provoque une anémie aiguë, mortelle à brève échéance, aucune hésitation n'est possible, il faut mettre en pratique le principe de chirurgie générale d'après lequel on doit chercher et pincer les vaisseaux qui saignent.

Le chirurgien se laissera guider d'ailleurs bien plus par les signes physiques que par les phénomènes généraux. Toutes les plaies de poitrine s'accompagnent, en effet, dans les premières heures, de phénomènes très alarmants, ce qui n'empêche pas qu'elles guérissent pour la plupart. Au contraire, si les signes physiques fournis *à la fois* par l'hémorragie extérieure dont la plaie est le siège, par l'hémoptysie et par l'hémotho-

---

(1) C'est l'opinion presque unanime de la Société de chirurgie de Paris (juin et juillet 1907), affirmée à nouveau par MAIOCCHI (de Milan), *La clinica chirurgica*, 31 mars 1908.

rax indiquent que la perte *totale* de sang est considérable, le chirurgien doit agir sans retard (1).

L'intervention est également indiquée lorsqu'on assiste à une aggravation rapide et simultanée des accidents fonctionnels et des signes physiques en dépit du traitement médical.

Chez notre patient nous avions donc deux raisons d'agir. D'abord la quantité totale de sang perdu devait être considérable si nous tenions compte à la fois de l'hémorragie extérieure et de l'hémothorax. D'autre part la situation du blessé s'était aggravée d'heure en heure ; l'anémie, la dyspnée devenaient de plus en plus menaçantes à mesure que la matité thoracique s'étendait davantage.

2° Il est intéressant de constater qu'une simple blessure des vaisseaux intercostaux a suffi à elle seule à produire un hémothorax presque total. On comprend que l'aspiration thoracique puisse continuer à « humer » le sang dans la cavité pleurale tant que sa tension n'est pas égale à celle qui existe dans le vaisseau blessé. On compte néanmoins les cas où la simple ouverture d'une branche vasculaire de la paroi a pu remplir de sang toute la cavité pleurale.

3° Au moment d'intervenir nous avons éprouvé quelque embarras pour décider de la manière dont nous devions ouvrir le thorax. Nous ne savions pas, en effet, quel était le vaisseau qui saignait. Sans doute il ne s'agissait pas de ces branches vasculaires importantes qui suivent les grosses bronches, car les accidents eussent été beaucoup plus rapides ; mais on pouvait hésiter entre une artère accolée aux rameaux bronchiques de deuxième ou troisième ordre et une intercostale l . I est vrai qu'il n'y avait pas eu d'hémoptysie, mais ce signe peut faire défaut alors même que des vaisseaux pulmonaires assez impor-

(1) DELORME, *Bull. de la Soc. de ch. de Paris*, séance du 5 juin 1907.

tants ont été ouverts. Il n'y avait pas non plus de pneumothorax cliniquement appréciable. Ces deux signes négatifs nous
conduisirent à penser que la lésion pulmonaire était *peut-être*
superficielle, et nous décidâmes de réséquer simplement une
côte pour faire une incision exploratrice de la plèvre. Nous
avons eu la chance de tomber immédiatement sur l'intercostale, source de l'hémorragie.

Je crois devoir insister sur ce fait que la résection costale
nous donna assez de jour pour explorer une notable étendue
de la surface pulmonaire. Si nous nous étions rendu compte
que le sang venait de la profondeur, nous aurions pu rapidement agrandir la brèche en réséquant quelques côtes. Mais
nous nous félicitons de n'avoir pas taillé d'emblée un grand
volet thoracique, car nous aurions aggravé sans utilité la situation du blessé.

4° J'ai cru devoir drainer immédiatement la plèvre au point
déclive, après avoir réséqué la huitième côte. Le Dr Mathieu m'y engagea fortement, en me faisant observer que
la formation d'un épanchement purulent post-opératoire était
presque fatale ; je n'ai pas eu à me repentir d'avoir suivi son
conseil, car dans les jours suivants les drains se mirent à donner du pus taché de sang en assez grande quantité, mais le
blessé ne fit pas d'infection générale.

Pourtant, dans le cas présent, notre pratique est discutable.
L'infection ne pouvait guère venir que du dehors, car on ad-
met que l'ouverture des rameaux bronchiques très fins ne peut
pas suffire à infecter la plèvre. Au contraire, par nos gros drains
largement béants, il devait s'établir un va-et-vient d'air, suffisant pour entraîner dans la cavité pleurale une grande quantité de germes septiques ; la suppuration que nous avons con-
statée n'a peut être pas eu d'autre cause. Pour éviter tout accident de ce genre il faudrait pouvoir drainer la plèvre tout en
s'opposant à la rentrée de l'air dans sa cavité.

« Pour obtenir ce résultat, un moyen très simple est employé par Thiersch et qui consiste à adapter à un drain ordinaire un tube extérieur à parois de caoutchouc très minces qui s'affaissent à chaque mouvement inspiratoire (1).

CANCERS DU SEIN

Nous avons opéré 12 cancers du sein ; certaines interventions remontent à dix-huit mois et plus, mais d'autres sont toutes récentes, il nous est donc impossible de nous prononcer sur leurs résultats éloignés.

Néanmoins comme nous connaissons toutes nos opérées, il nous est facile de ne pas les perdre de vue et nous pourrons suivre leur guérison ou enregistrer au contraire les accidents dont elles ne manqueront pas de venir se plaindre. C'est grâce à l'opération « à domicile », faite chez des malades attachés à leur demeure, que cette surveillance prolongée des opérés peut être véritablement efficace.

Dans les douze cas l'intervention a été conduite de la même manière, voici en quelques lignes quelle en est la technique.

a) L'incision cutanée a la forme d'une longue ellipse. Son côté interne commence très bas, forme une courbe presque tangente à la ligne médiane et à la clavicule, pour finir sur le bord inférieur du grand pectoral sans entamer la peau du bras. Le côté externe rejoint les deux extrémités de l'interne, en laissant entre lui et la tumeur deux grands travers de doigt de peau saine.

(1) DE MARTEL, *Le traitement opératoire des hémorragies immédiates consécutives aux plaies du poumon*, Th. Paris, 1907.

Les deux lambeaux cutanés sont disséqués le plus loin possible en laissant à leur face profonde une très petite couche de tissu cellulaire.

b) Les deux muscles pectoraux sont alors enlevés, en épargnant seulement quelques faisceaux de la portion claviculaire du grand pectoral. Cette ablation est une sécurité pour le résultat définitif et surtout elle facilite considérablement le curage de l'aisselle.

La gêne fonctionnelle qui en résulte est absolument nulle ; aucune de nos douze malades n'en a souffert : l'une d'elles, lingère, a pu continuer à manier le fer à repasser sans la moindre difficulté.

L'ablation des muscles est pratiquée de dehors en dedans, c'est-à-dire en les coupant d'abord au niveau de leur insertion externe pour remonter ensuite vers leurs insertions costales.

c) Le fascia superficialis est enlevé sur une très large étendue, allant dans le sens transversal de la ligne médiane à la ligne axillaire postérieure, et dans le sens vertical de la clavicule jusqu'au niveau d'une horizontale passant au-dessous de l'appendice xyphoïde.

D'après Handley, ce sont en effet dans les lymphatiques de ce fascia superficialis que progresseraient excentriquement les éléments néoplasiques ; c'est ce qu'il appelle le « processus de perméation lymphatique » ; il a constaté sous la peau indemne des lymphatiques bourrés de cellules cancéreuses jusqu'au voisinage de l'ombilic. En enlevant largement ce fascia, on supprime donc la principale cause de récidive de la tumeur.

d) Le curage de l'aisselle est enfin pratiqué, c'est-à-dire qu'au moyen de compresses on dépouille de haut en bas le paquet vasculo-nerveux, en refoulant avec le tissu cellulo-graisseux tous les ganglions lymphatiques.

La dissection terminée, les parois de l'aisselle doivent apparaître aussi nettes que dans une préparation anatomique. La veine axillaire se présente comme un tronc sans branches, et seuls les nerfs du grand dentelé et du grand dorsal ont échappé aux ciseaux. Il est important, en effet, de ménager ces nerfs, si l'on ne veut pas observer de gêne dans les mouvements du bras. Parfois les ganglions adhèrent si fortement à la veine qu'il est impossible de les en séparer. Il faut réséquer un segment veineux de quelques centimètres ; la suture termino-terminale des deux bouts de la veine réséquée serait alors le traitement idéal. Dans un cas où nous avions dû enlever six centimètres de veine axillaire, cette suture n'a pas pu être tentée. La malade n'en a pas moins guéri parfaitement, mais, contrairement aux cas rapportés par Blanc (1), elle a présenté pendant plusieurs semaines un œdème considérable de la main, de l'avant-bras et du quart inférieur du bras.

e) Le point capital de l'opération consiste à enlever en *une seule masse*, la glande, les muscles, les formations cellulaires et aponévrotiques, les ganglions de l'aisselle et les lymphatiques qui y aboutissent.

APPENDICITES

Nous avons eu l'occasion depuis deux ans d'observer 70 cas d'appendicite. Nous avons pratiqué 26 interventions, 16 à

(1) BLANC, Les résections veineuses dans l'ablation du cancer de la glande mammaire. *Communication au IIe Congrès espagnol de chirurgie*, 11-16 mai 1908.

froid avec 16 succès, 10 à chaud avec 7 guérisons et 3 morts. Deux malades sont morts parmi les 44 qui n'ont pas été opérés.

La question de l'intervention dans l'appendicite est une des plus embarrassantes de la chirurgie.

Deux camps se sont formés.

Dans l'un d'eux se rangent les partisans de l'opération « à chaud », qui interviennent le plus vite possible, à toutes les périodes de la crise, dès que le diagnostic ferme d'appendicite a été posé.

A l'autre camp appartiennent les temporisateurs qui ne consentent à opérer que lorsque l'appendicite est complètement « refroidie ».

Entre eux le praticien reste souvent indécis ; car s'il connaît des malades qui sont morts à la suite d'interventions intempestives, alors qu'ils pouvaient guérir avec un traitement médical bien conduit, il en a observé d'autres qui ont succombé le cinquième ou le sixième jour à des accidents brusques infectieux ou toxiques, victimes d'une temporisation trop prolongée.

Il a bien fallu que, médecins traitants et chirurgien, nous essayions de trouver une ligne de conduite commune sans laquelle notre collaboration aurait été impossible. Nous n'avons pas cherché des formules rigides dont la pratique nous eût rapidement démontré l'insuffisance ; nous avons adopté quelques règles générales qui nous permettent d'interpréter les faits cliniques avec le même esprit et de résoudre avec la même méthode le problème de l'intervention chirurgicale. Il n'y a rien là d'un système, mais simplement une convention destinée à faciliter notre entente en vue de l'action commune.

1º Nous admettons d'abord *qu'il faut toujours opérer quand on a la chance d'assister au début de la crise appendiculaire.* C'est là un point sur lequel les chirurgiens sont tous à peu près d'accord ; ils varient seulement sur la durée qu'il convient d'attribuer à la période de début ; les uns admettent vingt-quatre ou trente-six heures, les autres opèrent dans les quarante-huit premières heures. Les chirurgiens allemands particulièrement ont insisté sur les avantages de l'*opération précoce* (1). En 1904-1905, ils ont montré que l'intervention faite au début de la crise est à peine plus grave qu'à froid. Tout récemment Ebner signale 27 opérations précoces avec 27 succès (2). Kocher, sur 7 appendicectomies pratiquées d'emblée enregistre 7 guérisons (3).

Il est incontestable que l'appendicite est une maladie à surprises et qu'il est impossible de pronostiquer à son début comment elle évoluera. L'opération précoce ne permet pas seulement d'enrayer net une crise qui commence, elle a surtout le gros avantage d'écarter définitivement les complications graves toujours possibles, même dans les cas en apparence les plus simples.

Tantôt le chirurgien enlèvera des appendices légèrement enflammés, présentant des altérations minimes avec peu ou pas de réaction péritonéale. L'opération facile aura des suites aussi simples que l'intervention tardive faite à froid. Le malade aurait vraisemblablement guéri de sa crise avec le seul traitement médical ; il n'en regardera pas moins comme un sérieux avantage de n'avoir pas attendu plusieurs semaines l'appendicectomie nécessaire.

Tantôt, au contraire, le chirurgien découvrira des appendices déjà gangrénés et perforés et des péritonites en voie de

(1) *Réunion libre des chirurgiens de Berlin*, décembre 1904 XXXIVe *Congrès de la chirurgie allemande*, avril 1905.

(2) EBNER, *Sammlung klinischer Vorträge*, 1908, nos 489-491 et 494-495 (*Chirurgie*, nos 142-144 et 145-146).

(3) KOCHER, *Correspondenz-Blatt für Schweizer Aerzle*, 1908, no 13 et no 14.

diffusion. Son intervention cessera d'être un acte de précaution pour devenir l'opération de salut, seule capable d'arracher les malades à une mort à peu près certaine, parce qu'elle aura été faite à temps.

La seule objection qu'on puisse faire à l'opération précoce, c'est que le diagnostic n'est pas toujours possible dans les quarante-huit premières heures. De simples indigestions, des coliques hépatiques ou néphrétiques, des crises d'entéro-colite, des cholécystites, des fièvres typhoïdes, des pneumonies ou des pleurésies peuvent simuler plus ou moins l'appendicite. Il est indéniable que dans les cas douteux, il ne faut pas intervenir ; mais ces cas ne sont pas aussi fréquents que les temporisateurs se plaisent à l'affirmer. La plupart des diagnostics d'appendicite sont possibles dès le début de la crise et nous en avons vu bien peu qui, portés d'une manière ferme, n'aient pas été confirmés par l'opération ou par l'évolution de la maladie.

2° *Quand le début de l'appendicite remonte à plus de quarante-huit heures, l'opération radicale n'est plus justifiée* ; il faut essayer alors de faire refroidir la crise en appliquant dans toute sa rigueur le traitement médical : repos absolu, diète, glace sur le ventre, opium en quantité très modérée. Nous ne citerons que pour mémoire le traitement à l'huile de ricin proposé par Sonnenburg (1). De l'avis même de l'auteur il ne s'applique qu'à l'appendicite simple ; il faut le considérer comme un traitement *chirurgical* qui ne doit être entrepris que sous la surveillance du chirurgien à l'hôpital ou dans une maison de santé.

3° Les opérations faites dans la période « chaude » entraînent une mortalité considérable, puisque dans les statistiques les

(1) Sonnenburg et Kothe, *Mitteilungen aus den Grenzgebieten der Medizin und Chirurgie*, 1908, juin, p. 109 à 140.

meilleures elle est d'environ 20 p. 100, chiffre qui se trouve dépassé encore et atteint 60 et 70 p. 100 dans les cas où le chirurgien n'a pu intervenir qu'au moment où les signes de péritonite diffuse et de septicémie ne laissaient plus aucun doute sur la gravité de la situation.

Quelque redoutable que soit l'opération faite à chaud, il est des circonstances pourtant où nous devons la pratiquer sans hésitation, sous peine de voir le mal faire en peu de temps d'irrémédiables progrès. *A quels signes reconnaîtrons-nous donc qu'une crise appendiculaire, vieille de plus de quarante-huit heures, commande l'intervention immédiate?*

L'appendicite ne possède pas, pour ainsi dire, de signes « personnels » ; tous ceux qu'on lui attribue sont en réalité des symptômes d'emprunt qui expriment soit la réaction du péritoine, soit la toxi-infection de l'organisme ; les combinaisons variées que peuvent présenter ces différents symptômes suffisent à expliquer la diversité des formes cliniques. A côté d'une appendicite simple qui s'accompagne de phénomènes péritonéaux atténués et d'accidents généraux à peine marqués, il existe des formes plus redoutables, les unes à réaction surtout locale et dans lesquelles la gravité provient des lésions de péritonite concomitante, les autres à réaction surtout générale et dans lesquelles les phénomènes toxi-infectieux sont au contraire prépondérants.

Reconnaître ces formes graves quand elles sont en pleine évolution, ne présente en pratique aucune difficulté, mais alors le diagnostic vient trop tard, car elles sont déjà au-dessus des ressources de la chirurgie.

Il existe en réalité des signes qui annoncent le péril avant que la situation ne soit désespérée ; il faut les rechercher systématiquement, parce que la présence d'un seul d'entre eux suffit à imposer l'opération d'emblée.

Ces symptômes *précurseurs* ne surviennent pas comme des faits nouveaux au cours d'une appendicite jusqu'alors normale ; ils apparaissent comme l'exagération de phénomènes qu'on observe ordinairement dans la crise appendiculaire simple ; et surtout ils sont en *discordance* avec l'ensemble du tableau clinique.

Dans beaucoup d'appendicites, même dans celles qui évoluent sans complications, il n'est pas rare d'observer un pouls qui se précipite avec une fièvre relativement modérée, il suffit néanmoins que cette discordance s'accentue, tous les autres symptômes étant rassurants, pour qu'il faille intervenir sans tarder. — La douleur au point de Mac-Burney, la contracture de défense des muscles de la paroi, l'hyperesthésie cutanée constituent la triade classique qui définit la crise d'appendicite vulgaire ; toute perturbation dans l'évolution d'un de ces symptômes peut fournir une indication opératoire formelle. Par exemple si la douleur devient de plus en plus vive et s'étend en surface, ou bien si la paroi abdominale tout entière se tend et durcit, alors que le pouls reste bon et la température peu élevée, l'intervention immédiate s'impose. De même si l'hyperesthésie cutanée, très vive au début, disparaît brusquement au lieu de diminuer d'une manière lente et progressive, il faut encore opérer sur-le-champ.

Ces différentes remarques méritent quelques détails.

A. — *Mauvaise qualité du pouls.* — *Discordance du pouls et de la température.* — Dans les formes à tendances toxémiques, ce sont les caractères du pouls qui éveilleront d'abord l'attention. S'il est petit, dépressible, dépassant 115 chez l'adulte, 125 chez l'enfant, avec une température rectale qui reste au-dessous de 38°, quelle que soit la bénignité des autres symptômes : ventre souple et plat, absence de vomissement, etc., il faut intervenir sans hésitation.

La bradycardie avec fièvre est une autre forme de discordance qui fournit la même indication opératoire. Broca (1), discutant un article de Kahn sur la bradycardie dans l'appendicite, tient à faire observer que les modifications du pouls peuvent être dues dans certains cas à des phénomènes réflexes accompagnant des lésions très légères de l'appendice et du péritoine ; il en conclut qu'il ne faut pas s'appuyer simplement sur ces modifications pour décider une opération, mais bien sur un ensemble symptomatique concordant.

Les faits signalés par Broca sont incontestables ; à deux reprises des opérations d'urgence nous en ont démontré la réalité ; je crois néanmoins qu'ils ne suffisent pas à autoriser une temporisation qui peut devenir funeste ; il vaut mieux opérer inutilement une appendicite sans gravité, que de laisser mourir son malade pour avoir trop attendu.

B. — *Diffusion de la douleur.* — L'envahissement du péritoine se traduit par une douleur aiguë, spontanée et provoquée, dans la fosse iliaque droite. Tant que cette douleur est bien localisée autour du point de Mac-Burney, tout le reste du ventre demeurant indolore, on est en droit d'admettre que les lésions péritonéales sont limitées. Au contraire si la douleur s'étend en surface, il faut en conclure qu'il existe profondément une extension de l'inflammation du péritoine et se préparer à intervenir hâtivement.

C. — *Contraction de défense des muscles de la paroi abdominale.* — *Ventre de bois.* — La constatation d'une tension musculaire douloureuse non limitée à la région appendiculaire constitue une nouvelle indication opératoire. Le fait suivant servira d'exemple. Tout récemment nous avons observé avec

(1) BROCA, Troubles réflexes du pouls dans l'appendicite, *Presse médicale,* 1er janvier 1908.

notre confrère Cadilhac de Saint-Valérien un malade de 30 ans qui était au cinquième jour de sa crise d'appendicite.

L'état général ne semblait pas inquiétant : température rectale à 38°5, pouls à 95, langue blanche, mais humide, facies légèrement péritonéal, subictère des conjonctives. Mais toute la paroi abdominale était uniformément dure et rétractée, — le ventre semblait de bois, — rétraction et dureté augmentaient d'ailleurs dès qu'on appuyait le doigt au point de Mac-Burney.

Nous avons opéré séance tenante et nous avons trouvé, comme nous l'avions annoncé, un appendice gangrené et perforé avec une péritonite en voie de diffusion.

Le malade a guéri. Il n'est pas douteux que l'opération hâtive ne l'ait arraché à une mort à peu près certaine.

D. — *Disparition brusque de l'hyperesthésie cutanée.* — C'est le signe de Mansell-Moullin (1) dont nous n'avons jamais eu l'occasion de vérifier la valeur. D'après cet auteur, l'hyperalgésie cutanée indique une distension de l'appendice ; elle disparaît progressivement à mesure que l'organe se vide de son contenu septique. Sa disparition brusque indique que cette évacuation s'est faite tout d'un coup, c'est-à-dire ordinairement que l'appendice s'est perforé. L'intervention est alors immédiatement nécessaire.

E. — *Modifications dans l'évolution normale de l'appendicite.* — Le traitement médical correctement appliqué amène habituellement une sédation rapide et définitive des symptômes. Si vers le troisième ou quatrième jour, alors que tout semble rentrer dans l'ordre, et sans que le traitement ait été interrompu, on voit réapparaître une nouvelle crise de douleurs, il faut opérer d'urgence, l'appendice est perforé. Delbet (2) a

(1) Mansell-Moullin, *Brislish medical Journal*, 22 août 1908.
(2) P. Delbet, *Presse médicale*, 3 juin 1908.

consacré un article à ce symptôme particulier des perforations appendiculaires : *retour des douleurs sous forme de crise malgré le traitement*. Nous avons opéré dans ces conditions, avec le D\u{r} Bailly de Sens, un jeune garçon d'une dizaine d'années qui, au cours d'une appendicite en apparence très simple, avait brusquement éprouvé un soir de nouvelles douleurs dans sa fosse iliaque droite. Il fut opéré de bonne heure le lendemain matin : son appendice était perforé et gangréné, il a guéri sans complications.

A côté de ces cas où les symptômes reparaissent après une *accalmie* traîtresse, il en est d'autres où, en dépit d'un traitement médical bien conduit, on ne voit pas survenir le cinquième ou le sixième jour l'amélioration attendue : la fièvre reste élevée, le pouls rapide, le facies est mauvais, la douleur est toujours vive dans la région appendiculaire et le ventre est ballonné En dépit de cet état infectieux on ne constate pas dans la fosse iliaque droite le gâteau péritonéal qui indique les travaux de défense de la séreuse. Il faut se défier de ces *appendicites prolongées*. L'opération découvrira fréquemment des appendices en voie de sphacèle, des foyers mal limités, du liquide louche dans le ventre.

F. — *Apparition d'un abcès iliaque.* — Ici l'indication opératoire est nette, personne ne la discute. Mais que faut-il faire exactement ? La tendance générale est d'ouvrir simplement l'abcès par la voie où il est le plus accessible, c'est-à-dire le plus souvent par le ventre et parfois par le vagin et le rectum quand la collection bombe du côté de ces organes. La question a été longuement discutée à la société de chirurgie (1). La plupart des chirurgiens sont d'avis de donner issue au pus en incisant simplement les parois de la poche

(1) *Bull. de la Soc. de chirurgie de Paris*, 17 avril, 1\u{er} mai, 15 mai, 22 mai 1907.

et en y plaçant un ou plusieurs drains ; ils ne cherchent pas l'appendice, dans la crainte de rompre la barrière d'adhérences qui protège la cavité péritonéale. Il est certain que cette pratique n'a pas d'autre but que de faire cesser les accidents infectieux immédiats ; mais elle ne met nullement la malade à l'abri des rechutes. Il est aujourd'hui admis que l'appendice laissé en place après le drainage des abcès péri-cæcaux n'est presque jamais oblitéré ou détruit par la suppuration. Au contraire il reste le siège de grosses lésions qui bien souvent donnent lieu à une récidive toujours grave dans 30 p. 100 des cas d'après Duteil (1), dans 20 p. 100 d'après Battle (2).

Enfin il n'est pas rare d'observer à la suite de l'incision simple des collections appendiculaires suppurées des fistules tenaces, rebelles à tout traitement.

Nous soignons actuellement, le Dr Devillers de Sens et moi, une malade de quarante ans chez laquelle nous avons ouvert il y a plusieurs mois un énorme abcès péri-cæcal qui bombait au niveau de la fosse iliaque droite. L'opérée allait très bien lorsqu'une nouvelle collection fit son apparition dans la cavité pelvienne ; l'ouverture par le vagin donna une nouvelle amélioration de courte durée, car quelques semaines plus tard la plaie opératoire abdominale recommença à donner du pus en abondance ; une fistule s'est constituée qui ne pourra guérir que par la résection de l'appendice.

Les accidents que nous venons de décrire sont loin d'être rares et c'est pour les éviter qu'on a conseillé de tenter l'appendicectomie dans tous les cas d'abcès péri-cæcaux. Duteil affirme que les dangers et les difficultés de cette pratique ont été beaucoup exagérés ; d'après lui la résection de l'appendice

(1) R. Duteil, *De l'incision simple des collections appendiculaires suppu-rées ; accidents consécutifs*. Th. Lyon; 1905.

(2) W.-H. Battle, *The Lancet*, 11 juillet 1908.

est possible dans neuf cas sur dix. Von Brunn (1), en 1907 et en 1908, recommande d'évacuer le pus, de déterger soigneusement la cavité de l'abcès, de chercher et d'enlever l'appendice, de pratiquer la suture hermétique de la paroi, en laissant simplement un petit drain qui plonge dans le Douglas.

La statistique que publie Von Brunn est encourageante, je crois néanmoins que la plupart des chirurgiens s'en tiendront à l'incision simple des abcès péri-appendiculaires, survie après guérison de l'appendicectomie à froid.

Nous pouvons résumer toutes ces considérations de la manière suivante en admettant comme Monprofit (2), quatre phases dans l'évolution de l'appendicite :

a) Phase de début jusqu'à trente-six ou quarante-huit heures : opération immédiate ;

b) Phase d'état : abstention et traitement médical ; l'intervention d'urgence deviendra nécessaire si l'on constate la discordance du pouls et de la température, l'extension en surface de la douleur primitivement localisée au point de Mac-Burney, la tension douloureuse de toute la paroi abdominale, la disparition brusque de l'hyperesthésie cutanée ; si l'on observe après une accalmie traîtresse le réveil des douleurs sous forme de crise ; si le traitement médical bien conduit n'amène pas vers le cinquième ou le sixième jour une sédation manifeste des symptômes ;

c) Phase d'abcès confirmé : simple incision et drainage sans rechercher l'appendice ;

d) Phase de refroidissement. — L'ablation de l'appendice doit être pratiquée dans tous les cas du quinzième au vingtième jour qui suivent la disparition de la fièvre, à titre d'*opération prophylactique.*

(1) Von Brunn, *Beiträge zur klinischen Chirurgie*, 1907, t. LII, fasc. 3. — 1908, t. LVIII, fasc. 1.

(2) Monprofit, *Société des sciences médicales d'Angers*, 8 juillet 1908.

HERNIES ÉTRANGLÉES

Parmi les 27 malades qui ont été opérés de hernie étranglée nous comptons 3 morts, ce qui donne une mortalité de 11, 1 pour 100, chiffre légèrement inférieur à celui des statistiques classiques.

6 malades ont été opérés le premier jour : 6 guérisons.

11 ont été opérés le second jour : 1 mort.

6 ont été opérés le troisième jour : 6 guérisons.

4 ont été opérés après le quatrième jour : 2 guérisons et 2 morts.

Dans 17 cas, il s'agissait de *hernies étranglées simples,* l'opération a donné 16 succès. La malade qui a succombé était âgée de soixante-cinq ans. Sa hernie était étranglée depuis quarante-huit heures et l'intestin ne présentait aucune lésion sérieuse. L'intervention ne dura qu'une dizaine de minutes avec simple anesthésie locale. Le soir même elle commença à rendre des gaz ; son pouls était excellent et sa température normale ; tout semblait donc faire prévoir des suites opératoires très simples ; mais au bout de trente-six heures elle succomba subitement, sans que rien n'ait pu nous expliquer une terminaison aussi brutale. Peut-être l'empoisonnement stercorémique était-il déjà trop profond chez un vieillard dont les organes étaient usés.

L'opération décidée la veille au soir avait été remise au lendemain matin pour des raisons de commodité ; ce fut une faute ; *toute hernie étranglée doit être opérée séance tenante,* quelles que soient les conditions d'heure et de milieu dans lesquelles on se trouve.

C'est ainsi que tout récemment le Dr Moret, de Courlon,

insista pour me faire opérer de nuit une hernie dont l'étranglement ne remontait qu'à quelques heures. Il s'agissait d'une petite hernie crurale marronnée et notre confrère savait avec quelle rapidité le ligament de Gimbernat amène la mortification de l'intestin coudé sur son arête. De fait, il existait déjà une petite plaque de sphacèle et une perforation était imminente. Si l'intervention avait été remise au lendemain, il est probable que la gangrène intestinale dont l'apparition avait été si rapide, nous aurait obligés à faire une résection au lieu du simple enfouissement qui fut suffisant. Ce malade opéré d'une manière si hâtive a guéri sans complications.

Dans 10 cas nous nous sommes trouvés en présence de *hernies étranglées complexes*.

1º Dans l'un des cas il s'agissait d'une grosse hernie inguinale gauche, incomplètement réductible depuis des années, et qui brusquement était devenue irréductible, douloureuse, avec apparition de nausées, puis de vomissements. Le malade était très âgé (79 ans). L'opération immédiate fut décidée. Le gros intestin apparut rouge sombre dans le sac qui était rempli d'un liquide noirâtre. Le débridement pratiqué, il fut impossible de réduire l'intestin dans le ventre ; il existait, en effet, au niveau de sa face postérieure une large adhérence qui s'opposait à toute espèce de refoulement ; nous nous trouvions en présence d'une *hernie de l'S iliaque par glissement.*

Le sac fut alors séparé avec précaution des tissus qui l'entouraient, en ayant bien soin de ménager en arrière les vaisseaux qui rampaient dans la zone adhérente au contact de l'intestin. Ceci fait, on pratiqua la réduction en masse du sac et de son contenu, en le faisant glisser peu à peu sur les tissus environnants par un mouvement inverse à celui qui avait amené la production de la hernie.

Guérison simple.

2° Dans deux autres cas les hernies présentaient un *contenu anormal.*

Dans l'une d'elles, en effet, nous avons trouvé le cæcum, l'appendice, une grosse masse d'épiploon adhérente au sac, et une anse d'intestin grêle. Le collet très large n'était pas l'agent d'étranglement. L'anse intestinale tordue sur elle-même était coudée sur l'épiploon qui formait une corde rigide. L'opération laborieuse fut pratiquée avec l'aide des Drs Pouillot et Peltier, de Joigny ; le malade guérit sans accident.

Dans un autre cas c'est la *vessie* que nous avons trouvée dans une hernie inguinale. Le tableau clinique rappelait celui de l'épiplocèle étranglée : douleur, vomissements, irréductibilité, avec persistance des gaz. Les signes vésicaux s'étaient traduits pendant quelques heures par des envies fréquentes d'uriner, suivies de l'émission douloureuse de très petites quantités d'urine. Ces signes ne suffirent pas à nous faire faire le diagnostic ; aussi en découvrant l'organe hernié, nous avons cru tout d'abord nous trouver en présence d'un simple épaississement sacculaire. L'ouverture de la vessie nous démontra notre erreur. Comme il existait une zone noirâtre en voie de sphacèle, nous avons jugé plus simple de réséquer la portion herniée et de faire une bonne suture en tissu sain. La malade a guéri sans présenter dans la suite de fistule urinaire. Gruget dans sa thèse n'a pu réunir que 16 cas semblables (1).

3° Nous avons eu l'occasion d'opérer avec le Dr Dodet, de Sens, une hernie étranglée *réduite en masse par un taxis* pratiqué par le malade lui-même. Comme nous n'avions pas vu la hernie et comme localement nous constations que la ré-

(1) GRUGET, *Des accidents et des complications des cystocèles herniaires (inguinale et crurale), en particulier des accidents d'étranglement dans les cystocèles pures.* Th. Paris, 1908.

gion inguinale était normale et le trajet entièrement libre, nous avons fait le diagnostic en nous appuyant sur l'histoire racontée par le malade et sur les signes fonctionnels d'occlusion intestinale : arrêt des matières et des gaz, vomissements. La hernio-laparotomie nous fit découvrir dans le tissu cellulaire sous-péritonéal un sac renfermant une anse d'intestin étranglée par le collet. Guérison simple.

4° Dans un cas nous avons eu à traiter une de ces grosses hernies ombilicales qui sont le siège de *pseudo-étranglements* difficiles à interpréter ; on ne sait jamais, en effet, très précisément s'il s'agit d'engouement, de péritonite herniaire ou d'étranglement vrai. L'opération faite au cinquième jour fut heureusement suivie de guérison ; mais la malade aurait pu payer de la vie les hésitations, les atermoiements qui retardèrent imprudemment l'intervention chirurgicale sous prétexte que la hernie était encore partiellement réductible et que l'arrêt des matières et des gaz n'était pas complet. L'intoxication stercorémique n'en était pas moins déjà très profonde et c'est pour l'enrayer que l'opération a été faite, bien plus que pour traiter des lésions mécaniques de l'intestin qui n'étaient guère à craindre avec un collet aussi large.

Nous avons observé une seconde malade dans des conditions analogues ; mais elle eut la chance de guérir spontanément des accidents d'engouement qu'elle présenta pendant quelques jours. Néanmoins son médecin craignant le retour d'une nouvelle crise dont la terminaison aurait pu être moins favorable, la décida à se faire opérer le plus promptement possible.

La hernie ombilicale était énorme : de haut en bas elle mesurait 30 centimètres, transversalement 25 centimètres et elle avait 65 centimètres de tour. De pareilles interventions comportent un pronostic assez sombre. L'opération pratiquée avec l'aide des D\rs Truchy, de Brienon, et Forgeron, de Saint-

Florentin, fut en effet très laborieuse. L'ouverture du ventre fut pratiquée en dehors de la hernie ; et patiemment de dedans en dehors chacune des multiples loges du sac fut ouverte aux ciseaux. L'épiploon, la plus grande partie de la masse intestinale étaient dans la hernie. Le sac fut libéré péniblement des adhérences multiples qu'il présentait, puis réséqué en bloc avec tous les tissus qui le recouvraient. La réfection de la paroi fut difficile ; nous sommes parvenus néanmoins à lui donner de la solidité, puisque depuis plus d'un an notre opérée se maintient dans un état parfait.

5° Cinq fois enfin nous avons rencontré des *hernies gangrénées.* Dans deux cas nous avons dû nous résigner à faire un anus artificiel, les deux opérés sont morts ; il faut dire que l'étranglement datait pour l'un d'eux de six jours et pour l'autre de huit jours !

Parmi les 27 opérations que nous avons pratiquées, une quinzaine ont été faites avec simple *anesthésie locale* à la stovaïne et je crois que cette pratique nous a donné quelques succès que nous n'aurions pas obtenus en employant l'anesthésie générale au chloroforme. En suivant minutieusement la technique de Reclus (1), la douleur est très supportable et l'intervention peut être menée à bien, même en présence de complications imprévues. C'est ainsi que tout récemment nous avons opéré avec le Dʳ Devillers une femme âgée de 72 ans, chez laquelle nous avons dû faire la résection de 7 centimètres d'intestin grêle, suivie d'entérorraphie circulaire. L'intervention pratiquée à la stovaïne a été bien supportée par la patiente ; il était impossible d'employer chez elle le chloroforme, parce qu'elle présentait des lésions cardiaques et pulmonaires qui avaient déjà menacé sérieusement son existence.

(1) RECLUS, *L'anesthésie localisée par la cocaïne.* Paris, 1903.

ABLATION D'UN FIBROME UTÉRIN
INTRA-LIGAMENTAIRE PAR HÉMISECTION UTÉRINE

La malade qui fait l'objet de cette observation fut opérée le 8 décembre 1906 avec l'aide des D⁰ Dupont, de Chéroy, et Charmoy, de Courtenay. Elle m'avait été adressée avec le diagnostic de fibrome utérin. En l'examinant on constatait, en effet, par la palpation abdominale, l'existence d'une masse volumineuse, formée de deux lobes symétriques, qui occupaient la région hypogastrique de chaque côté de la ligne médiane. Le lobe droit était sensiblement plus développé que le gauche. Le toucher vaginal donnait des sensations analogues ; de chaque côté du col utérin on trouvait une tumeur arrondie qui faisait bomber fortement le cul-de-sac latéral et s'étendait jusqu'aux parois du bassin. Entre les deux tumeurs l'utérus dévié vers la gauche était complètement immobilisé.

Toute la masse formait d'ailleurs un bloc auquel il était impossible d'imprimer le moindre mouvement.

La malade se plaignait de pertes de sang abondantes et surtout elle souffrait d'accidents de compression multiples : constipation opiniâtre, difficulté et fréquence des mictions, œdème des jambes, douleurs névralgiques dans les membres inférieurs. Un moment je fus hésitant et me demandai s'il ne s'agissait pas d'un cancer pelvien ; je penchai néanmoins pour un fibrome utérin enclavé dans le petit bassin. Le ventre ouvert, ce diagnostic se trouva confirmé.

L'utérus *à peine plus gros qu'à l'état normal* était déjeté sur le côté gauche et de chacune de ses faces latérales partaient deux grosses masses arrondies, développées entre les feuillets du ligament large et remplissant complètement la cavité pelvienne. Tous nos efforts pour énucléer ce bloc furent absolument vains. Il nous fut également impossible d'engager une main ou une pince entre les parois de la cavité pelvienne et la tumeur. Comme l'utérus semblait normal, j'ai eu alors l'idée de faire *l'hémisection utérine* suivant le procédé décrit par J.-L. Faure (1) ; et voici la technique que j'ai employée. D'emblée j'ai sectionné l'utérus sur la ligne médiane du fond vers le col, sans prendre la peine d'inciser auparavant le péritoine du cul-de-sac vésico-utérin. Arrivé au-dessous de l'isthme j'ai tranché chaque moitié utérine de dedans en dehors, c'est-à-dire de la cavité vers le bord. Une solide pince à griffes. est venue saisir alors le moignon utérin du côté droit, de manière à l'attirer en haut et en dehors, et à ouvrir le chemin vers la base du ligament large. L'artère utérine pincée et sectionnée, la main s'engagea facilement sous la tumeur qui en quelques instants fut décollée de bas en haut et ne 'tint plus que par le bord supérieur du ligament large et par le pédicule utéro-ovarien ; quelques coups de ciseaux suffirent à l'isoler complètement. La même manœuvre fut répétée du côté gauche avec la même simplicité ; de telle sorte qu'en quelques minutes l'ablation des deux moitiés du bloc fibreux, qui au premier coup d'œil semblait impraticable, fut achevée avec une facilité surprenante.

Le procédé de J.-L. Faure s'applique d'ordinaire aux lésions annexielles compliquées d'adhérences ; il n'en est pas moins vrai que dans le cas présent il a rendu possible et simple une opération qui sans lui s'annonçait grosse de difficultés et de dangers ; c'est en cela que consiste tout l'intérêt de cette observation.

La malade a parfaitement guéri.

(1) Pérron, *L'hémisection utérine dans l'hystérectomie abdominale*. Th. de Paris, 1900.

MARSUPIALISATION D'UN KYSTE DE L'OVAIRE

Nous avons opéré 8 tumeurs de l'ovaire, 6 kystes et 2 tumeurs solides. Ces opérations ont été ou très simples quand les kystes de moyen volume étaient libres dans le ventre et retenus seulement par un pédicule mince et allongé, ou très compliquées quand les adhérences nombreuses et résistantes nécessitaient des sutures intestinales multiples ; toutes les opérées néanmoins ont guéri.

Dans un cas nous avons obtenu un succès parce que, de propos délibéré, nous avons pris le bistouri pour faire une simple marsupialisation de la poche, convaincus que le kyste était trop adhérent pour pouvoir être enlevé sans difficultés opératoires et sans dangers pour la malade.

C'est cette observation que je voudrais rapporter.

Le 20 mai 1907 je suis appelé dans l'après-midi par le Dr Cosset, d'Egrizelles, pour une malade de 30 ans qui avait été prise brusquement d'une douleur extrêmement intense dans le flanc droit, bientôt suivie de vomissements bilieux. Au bout de quelques heures le ventre ballonné et très sensible, le pouls rapide et faible, la respiration superficielle donnaient le tableau de la perforation intestinale et de fait on avait pensé d'abord à une crise d'appendicite gangréneuse avec infection péritonéale massive.

L'examen de la malade était très difficile ; la palpation du ventre, le toucher vaginal étaient à peu près impossibles tant la douleur était grande.

Néanmoins une percussion soigneuse me permit de constater que l'augmentation de volume du ventre n'était pas due seulement à la dilatation des anses intestinales ; toute la région hypogastrique était mate et le bord supérieur de la matité formait une courbe très régulière convexe en haut, dont le point culminant remontait à deux travers de doigt au-dessus de l'ombilic et dont les côtés venaient se perdre symétriquement dans les flancs qui restaient en grande partie sonores. Cette matité était fixe et ne se déplaçait pas avec les mouvements de la malade.

Les parents interrogés alors sur l'existence d'une tumeur abdominale ancienne déclarèrent que depuis longtemps la jeune femme présentait un ventre proéminent, à tel point qu'elle semblait toujours grosse de six à sept mois.

Ces commémoratifs joints aux signes physiques me firent faire le diagnostic de torsion du pédicule d'un kyste de l'ovaire.

Une intervention immédiate fut proposée et dans la nuit même je me retrouvai au chevet de la malade avec le Dr Cosset.

La situation avait considérablement changé ; la douleur était beaucoup moins vive ; le pouls était plus calme et bien frappé ; la température ne dépassait pas 38°. La glace, les injections hypodermiques toni-cardiaques avaient fait merveille.

Les accidents ne commandaient plus une intervention d'urgence et l'opération fut remise à plus tard.

Les jours suivants le Dr Cosset surveilla la malade et constata tous les signes d'une réaction péritonéale modérée : douleur généralisée à tout le ventre, nausées, constipation, pouls à 95-100, température entre 37°5 et 38°5. Cet état persista environ un mois, puis peu à peu tout rentra dans l'ordre.

La crise bien refroidie, l'opération fut pratiquée le 3 juillet six semaines après le début des accidents. J'étais convaincu que l'inflammation prolongée du péritoine avait abouti à la formation d'adhérences nombreuses et résistantes, grâce auxquelles le kyste avait pu vivre et éviter le sphacèle en masse. Je savais combien les extirpations complètes pratiquées dans ces cas sont difficiles et dangereuses, aussi d'avance j'avais décidé de faire la simple marsupialisation de la poche.

La laparotomie me montra en effet que les parois du kyste étaient intimement soudées au péritoine.

L'incision fut faite assez large pour plonger toute la main et une partie de l'avant-bras dans la cavité kystique ; je pus me rendre compte qu'elle adhérait presque de toutes parts aux organes de l'abdomen. La poche était unique sans cloisons, sans végétations exubérantes ; c'était une heureuse chance ; car dans le cas de kyste multiloculaire, il aurait fallu ouvrir une à une toutes les cavités secondaires, sous peine d'exposer la malade à une récidive à peu près certaine.

Je plaçai alors autour de l'ouverture une série de points en U à la soie, qui accolaient étroitement les parois du kyste à la paroi abdominale et déterminaient une hémostase parfaite. Je n'essayai pas, comme le recommandent certains auteurs, de décortiquer une partie de la tumeur, de l'amener au dehors par des tractions progressives, puis de l'exciser. Je ne fis aucun lavage et plaçai simplement trois gros tubes de caoutchouc percés de deux ou trois trous latéraux vers leur extrémité inférieure.

Pendant plusieurs jours le liquide du kyste filant et noirâtre sortit en abondance par les drains. Puis l'écoulement diminua et vers le septième jour du pus d'assez mauvaise odeur fit son apparition ; en même temps la température s'éleva. On pratiqua alors chaque jour des lavages avec l'eau oxygénée étendue de trois fois son volume d'eau bouillie et avec la solution iodo-iodurée (3 gr. d'iode, 6 gr. d'iodure de potassium pour 1 litre d'eau).

La poche diminuant rapidement de volume sous la poussée des organes abdominaux, il fallut supprimer deux drains et raccourcir le troisième.

Vers le quinzième jour les lambeaux sphacélés des parois du kyste commencèrent à s'éliminer. Le pus présentait une très mauvaise odeur, mais l'état de la malade restait excellent et la fièvre était très modérée.

A la fin de la sixième semaine le reste de la poche sortit d'un seul bloc par la plaie abdominale sous forme d'un vaste lambeau chiffonné, grisâtre, d'odeur infecte.

La cicatrisation se fit alors rapidement et quand je revis la malade quelques mois après, l'abdomen était absolument souple, sans fistule et sans éventration.

Cette observation montre tout le parti qu'on peut tirer de l'opération de *pis-aller* qu'est la marsupialisation d'un kyste de l'ovaire.

Tous les cas sont loin d'ailleurs d'être aussi favorables. « Le pronostic des suites est sérieux : un certain nombre de complications menacent plus ou moins les opérées : ce sont d'abord cette suppuration longue, interminable parfois, qui les épuise et peut leur être fatale ; ensuite la persistance d'une fistule abdominale ; les récidives ;... une dégénérescence maligne au niveau de la plaie (1).

La particularité la plus intéressante de notre observation, c'est l'élimination complète des parois du kyste.

C'est un fait connu (2) qu'à la suite de la marsupialisation les adhérences se modifient, diminuent en surface, gagnent en longueur et se pédiculisent au point qu'une seconde opération permet souvent d'énucléer sans difficulté le reste de la poche. Un phénomène de ce genre a dû s'accomplir chez notre malade.

D'autre part la torsion du pédicule du kyste, cause de tous les accidents, a pu agir comme les *ligatures atrophiantes* em-

(1) Dupuy, *De la marsupialisation dans les kystes de l'ovaire*. Th. Bordeaux, 1898.
(2) Condamin, *Lyon médical*, 21 juin 1896.

ployées par Terrier (1). Les parois du kyste mal nourries se sont sphacélées sous l'influence de la suppuration, puis éliminées par lambeaux.

Après cette élimination il ne restait plus dans le ventre qu'une cavité limitée par les adhérences péritonéales. Elle s'est comblée rapidement et a fini par disparaître, sans laisser de traces cliniquement appréciables.

OSTÉOMYÉLITE DES ADOLESCENTS

J'ai eu à traiter 13 cas d'ostéomyélite ; dix fois il s'agissait d'*ostéomyélite aiguë*, deux fois d'*ostéomyélite chronique* avec fistules et séquestres, une fois d'*ostéomyélite prolongée*.

1o Parmi les 10 cas aigus, 6 ont évolué simplement, c'est-à-dire qu'ils ont guéri après quelques semaines de suppuration. Tous ont été traités de la même manière : le périoste a d'abord été largement débridé dans toute l'étendue du décollement ; puis le foyer profond intra-osseux a été découvert par une longue tranchée creusée à la gouge et au maillet dans l'épaisseur de la diaphyse jusqu'au canal médullaire.

Delbet a montré à la Société de chirurgie les dangers que peut présenter la trépanation de l'os quand il existe simplement un abcès sous-périostique (2).

Il a indiqué comment l'inspection de l'os peut permettre de prendre un parti : si l'os est blanc, avasculaire, sonnant sec, il est mort, il faut trépaner ; — si l'os est mou, très vasculaire, si le pus vient sourdre en gouttelettes par les orifices

(1) Terrier, *Union médicale*, 1886, II, p. 314.
(2) Delbet, *Bull. de la Soc. de chirurgie*, 17 juillet 1907.

élargis des canaux de Havers, il faut encore trépaner ; — si l'os présente un aspect à peu près normal, ou s'il est simplement vasculaire, il faut s'abstenir (1).

J'avoue que chez aucun de mes malades je n'ai fait ces distinctions. Le périoste débridé, j'ai trépané l'os de parti-pris et toujours j'ai trouvé du pus dans son épaisseur.

Néanmoins depuis la discussion de la Société de chirurgie, je suis les conseils donnés par Lucas-Championnière (2). « Avant toute action de la gouge, avant toute pénétration dans un os sain, je détruis tout ce qui peut être septique par les antiseptiques les plus puissants, par le thermocautère, et je ne pénètre dans la substance saine, qu'après ces purifications.» L'antiseptique le plus efficace semble être la solution de chlorure de zinc au dixième.

Quatre de mes malades ont présenté des complications.

Deux ont fait des arthrites purulentes, l'un a guéri, mais l'autre, une fillette de 5 ans, a succombé au bout de deux mois à des accidents cardiaques et pulmonaires ; ses plaies étaient pourtant à peu près cicatrisées et ne suppuraient plus.

Une autre fillette a ulcéré son artère poplitée quatre semaines après l'opération. L'hémorragie s'est produite fort heureusement en présence du Dr Martin, de Rigny-le-Ferron, qui a pu sauver l'enfant en pratiquant immédiatement la ligature de l'artère fémorale dans le triangle de Scarpa.

Enfin un jeune homme que j'ai soigné avec le Dr Cosset, a fait presque toutes les complications possibles.

L'ostéomyélite a débuté en février 1907 au niveau du premier métatarsien du pied gauche. L'incision de la collection permit de constater que cet os était entièrement libre au milieu du pus, détaché de toutes les parties voisines ; il avait été frappé

(1) Delbet, *Bull. de la Soc. de chirurgie,* 30 octobre 1907.
(2) Lucas-Championnière, *Bull. de la Soc. de chirurgie,* 16 octobre 1907.

de nécrose massive. Une coupe longitudinale permit de constater que ses aréoles ne contenaient pas une goutte de pus.

Trois semaines après un second foyer se déclara à l'extrémité supérieure du fémur gauche ; nouvelle trépanation, suivie d'une chute de la température et d'une grande amélioration de l'état du malade.

Plusieurs mois se passèrent ; la fièvre reparut, modérée ; les douleurs reprirent plus aiguës dans la hanche droite. Un écoulement de pus par l'anus donna du soulagement ; mais peu de temps après le Dr Cosset constata que le membre inférieur gauche s'était raccourci de plusieurs centimètres et que le grand trochanter s'était élevé vers la crête iliaque : il s'était formé une arthrite purulente coxo-fémorale, compliquée de fracture du col du fémur. Une troisième opération fut pratiquée le 5 novembre 1907 ; je fis une résection de la hanche. La tête fémorale détachée du col était libre dans la jointure. Le fond de la cavité cotyloïde présentait une perforation. Ces lésions se cicatrisèrent peu à peu, et déjà nous croyions tenir la guérison, quand en janvier un autre foyer apparut à la partie supérieure du fémur droit ; nouvelle trépanation. Depuis le malade va de mieux en mieux, mais il persiste une petite fistule qu'il nous faudra probablement opérer encore une fois.

2° Nous sommes intervenus deux fois pour ostéomyélite chronique. L'extraction des séquestres nous a donné deux guérisons.

3° J'ai eu enfin l'occasion d'observer un cas typique d'ostéomyélite prolongée chez une femme de 65 ans. La maladie avait débuté à l'âge de 15 ans, cinquante ans auparavant ! Trois opérations avaient été faites pendant cette longue période, elles avaient dû se borner à de simples incisions. Le membre inférieur droit était raccourci, incurvé en dedans et le genou était ankylosé. Une nouvelle poussée s'étant produite il y a quelques mois, j'opérai la malade avec le Dr Bailly. Un abcès sous-périostique fut ouvert, et j'arrivai sur le fémur augmenté de volume, déformé, bosselé, creusé de pertuis par où sortait du pus. J'eus beaucoup de mal à pratiquer l'évidement, tant l'os était dur ; enfin une tranchée longue de plusieurs centimètres fut creusée péniblement ; elle mit trois mois à se combler et actuellement la malade semble tout à fait guérie.

AUTOPLASTIE PAR LA MÉTHODE ITALIENNE

Je soigne actuellement avec le Dr Chamozzi, de Saint-Julien-du-Saut, une jeune fille de 19 ans chez laquelle j'ai pratiqué une autoplastie suivant la méthode italienne à la suite d'une brûlure étendue intéressant toute la moitié droite du visage. Le traitement n'est pas encore terminé, aussi je me contenterai d'en dire actuellement quelques mots ; l'observation complète sera présentée à la Société de l'Internat.

Cette jeune fille est tombée il y a sept mois dans le foyer d'une cheminée la tête la première. La brûlure a suppuré pendant plusieurs semaines ; puis une cicatrice rétractile s'est organisée peu à peu, bouleversant profondément les traits du visage.

Avant l'opération les deux paupières de l'œil droit étaient fortement renversées et déviées ; l'ectropion cicatriciel découvrait en haut et en bas le cul-de-sac palpébro-conjonctival dans toute son étendue, par suite de la bascule complète du cartilage tarse. La joue était traversée obliquement par un bourrelet épais, recouvert d'une peau mince, vernie, brillante ; des brides issues de ce bourrelet tiraient le nez vers la droite, et la bouche en haut et en dehors. La lèvre supérieure parcheminée se rétractait sous les narines. L'aspect de l'ensemble était affreux.

La réparation exigera trois interventions successives ; deux déjà ont été pratiquées.

Dans la première les temps suivants ont été exécutés :

1° *Débridement circonférenciel* des deux paupières et *tarsorraphie* temporaire totale.

2° *Excision* au bistouri du tissu rétractile de la joue dans toute son étendue et dans toute son épaisseur.

3° *Taille d'un lambeau cutané* sur la région bicipitale du bras droit, destiné à couvrir la large perte de substance produite par l'excision.

4° *Suture du lambeau* sur la joue.

5° *Immobilisation du membre supérieur* au contact de la tête.

Le 4e et le 5e temps surtout ont été d'une exécution délicate.

La taille du lambeau au contraire a été très simple. Avant l'opération j'ai découpé un patron de papier ayant la forme de la région à recouvrir, mais en dépassant largement les limites dans tous les sens. Le bras a ensuite été approché du visage jusqu'au contact du bord externe du patron maintenu sur la joue. Un trait au nitrate d'argent a marqué la ligne de rencontre. Il a suffi d'appliquer alors le patron sur la région bicipitale à partir de ce trait pour pouvoir dessiner très exactement ses contours au crayon de nitrate sur la peau du bras. Les limites du lambeau, même après lavage, sont restées très nettement indiquées.

La suture du lambeau a été très pénible par suite du peu d'espace laissé libre entre le bras appliqué contre la tête et la région de la joue. Cette suture a été faite avec un très grand nombre de fils de lin et renforcée de place en place par des crins de Florence fins.

Le membre supérieur a été ensuite immobilisé dans l'attitude suivante : le bras verticalement appliqué contre la joue, l'avant-bras replié obliquement par dessus la tête, la main pendante en arrière et à gauche. De nombreuses couches d'ouate ont été disposées pour éviter les pressions douloureuses et un appareil plâtré genre minerve a été appliqué.

La malade, quinze jours avant l'opération, avait été entraînée peu à peu à supporter cette attitude pénible.

La morphine a calmé les douleurs de la première journée.

L'immobilisation a duré neuf jours pleins.

Dans la deuxième séance j'ai pratiqué successivement :

1° La *section du pédicule* du lambeau ;

2° L'*autoplastie de la paupière supérieure*, suivant le procédé de Fricke par un lambeau pris dans la région temporale et légèrement tordu autour d'un pédicule externe.

Dans la troisième séance je réparerai la lèvre et redresserai le nez dans la mesure du possible.

AMPUTATION INTERSCAPULO-THORACIQUE

A côté des 19 amputations banales que contient cette statistique, je crois devoir en signaler une dernière intéressante par sa rareté : c'est une amputation interscapulo-thoracique pratiquée tout récemment avec l'aide des Drs Chamozzi et Leriche, de Joigny.

L'opéré, âgé de 40 ans, présentait un volumineux ostéosarcome développé aux dépens de la moitié supérieure de l'humérus droit.

L'opération a été faite suivant la technique classique.

PREMIER TEMPS. — *Résection de la partie moyenne de la cla-*

vicule. — Après rugination prudente de l'os, la section a été faite très simplement avec la scie à chaîne, en dedans au ras des insertions du sterno-cléido-mastoïdien, en dehors au niveau de l'insertion du deltoïde. Un écarteur passé sous la clavicule protégeait les vaisseaux.

DEUXIÈME TEMPS. — *Ligature des vaisseaux axillaires.* — Cette partie de l'opération a été difficile ; l'opéré était à la fois gras et fortement musclé.

Le muscle sous-clavier sectionné, je découvris assez facilement l'artère, quoique à une grande profondeur ; mais pour dénuder commodément et charger la veine, je dus amorcer la section du grand pectoral, puis débrider la très forte aponévrose clavi-pectorale. L'artère fut liée la première ; les deux gros vaisseaux sectionnés se rétractèrent.

TROISIÈME TEMPS. — *Incision et dissection du lambeau antéro-inférieur.* — La division du grand pectoral fut achevée près de l'origine de son tendon. Le petit pectoral fut coupé près de l'apophyse coracoïde. Le plexus brachial fut alors isolé sans peine et sectionné. La division du grand dorsal termina ce troisième temps.

QUATRIÈME TEMPS. — *Incision et dissection du lambeau postéro-supérieur.*— Le trapèze fut désinséré de la clavicule et de l'épine omoplate.

CINQUIÈME TEMPS. — *Libération des bords supérieur et spinal de l'omoplate.* — Trois quarts d'heure après le début de l'opération le membre supérieur était détaché du tronc avec l'omoplate et le tiers externe de la clavicule.

Les ligatures, le drainage, les sutures, le pansement nous demandèrent trois quarts d'heure encore.

L'opéré put se lever le quatrième jour, sa température ne dépassa pas 37°6 dans la bouche.

TABLE DES MATIÈRES

Imp. J. Thevenot, Saint-Dizier (Haute-Marne).

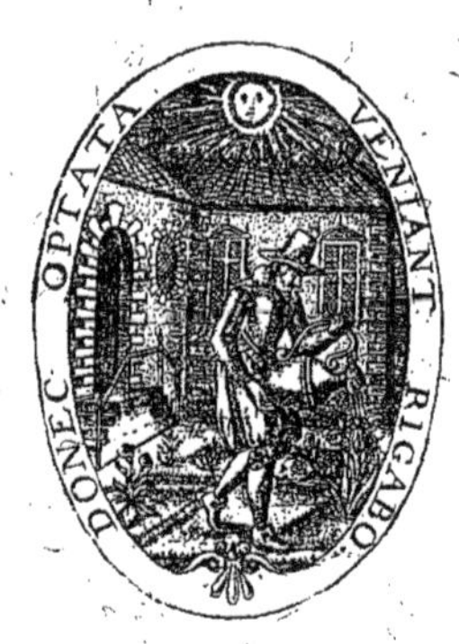

DONEC OPTATA VENIANT RIGABO

www.ingramcontent.com/pod-product-compliance
Ingram Content Group UK Ltd.
Pitfield, Milton Keynes, MK11 3LW, UK
UKHW020943120726
13693UKWH00004B/1505